PLAN ET PROJET

D'UN HOSPICE D'ALIÉNÉS

POUR LE DÉPARTEMENT DU RHONE.

PLAN ET PROJET

D'UN

HOSPICE D'ALIÉNÉS

POUR LE

Département du Rhône,

Présentés en 1847

A M. le Préfet et aux Membres du Conseil général de ce département, aux Administrateurs
des hôpitaux et hospices civils de la ville de Lyon,

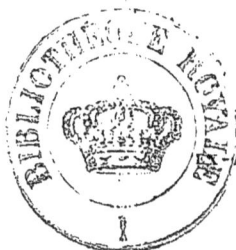

PAR

J. EXBRAYAT,

EX-ARCHITECTE DE L'HOSPICE DE L'ANTIQUAILLE,

ET PAR

LE Dr A. POTTON,

MÉDECIN TITULAIRE DE CET HOSPICE, MEMBRE DES SOCIÉTÉS DE MÉDECINE DE LYON,
DE MARSEILLE, D'ANGERS, ETC.

LYON,

IMPRIMERIE DE BARRET,

RUES PIZAY, 11, AU 2e, ET LAFONT, 8,

1847.

PLAN ET PROJET

D'UN

HOSPICE D'ALIÉNÉS

POUR LE DÉPARTEMENT DU RHONE.

————

§ I.

Observations générales.

Depuis le commencement du siècle, le sort des aliénés en France fixe d'une manière spéciale l'attention et la charité publiques.

Depuis long-temps déjà, les Commissions administratives des hôpitaux, soit spontanément, soit guidées par les avis éclairés des médecins, avaient, dans plusieurs localités, fait subir de notables changements aux systèmes suivis, au régime hygiénique des malades; mais l'autorité supérieure ne s'était pas encore activement occupée des réformes à opérer, des mesures générales à prendre dans l'intérêt de ces infortunés, aussi bien que dans celui de la société elle-même.

Ce n'est qu'en 1838 qu'une loi sur ce sujet a été rendue : malgré ses imperfections, elle constitue un progrès véritable; elle accorde aux malades et au pays des garanties importantes; elle établit le mode de répartition des secours, impose aux communes la charge des aliénés indigents; tous les départements doivent posséder un hospice dans leur circonscription, ou bien sont tenus de traiter avec une maison privée, avec un autre asile situé dans le voisinage.

Depuis 1804 jusqu'à ce jour, les aliénés du Rhône ont été admis à l'Antiquaille. Là, ces malades, placés dans une situation défectueuse, n'ont pas cessé d'être l'objet de la sollicitude des hommes à la garde, à la sagesse desquels ils étaient confiés. Des efforts de toute nature ont été tentés, et si l'hospice, tel qu'il est, ne répond pas aux exigences du service, au vœu de la loi, on ne peut en accuser que le manque de ressources, que la mauvaise disposition des lieux, contre lesquels devaient nécessairement échouer la science et le dévouement.

L'Antiquaille, jusqu'en 1846, a été régi par une administration particulière, réunie aujourd'hui à celle des autres hôpitaux. En vain, pour remédier aux vices existants, on a opéré des additions, des agrandissements successifs : l'insuffisance s'est révélée sans cesse par l'encombrement, par l'accroissement de la population.

Les administrateurs anciens, consultant leur désir de bien faire plutôt que leurs forces, songèrent, à l'époque, à créer de toutes pièces un nouvel asile; un plan fut demandé à M. J. Exbrayat, architecte de la maison.

Des études comparatives, des voyages dispendieux, des visites aux principaux établissements de France et de l'étranger, furent entrepris aussitôt par cet artiste. Il profita des nombreux travaux existants, consulta les directeurs, les médecins des maisons d'aliénés; il soumit à M. Ferrus, entre autres, le projet qu'il avait conçu. Ce docteur illustre, si compétent en pareille matière, approuva ses dispositions premières, voulut bien signaler lui-même quelques modifications à établir, et donner des notes que l'auteur s'est empressé de mettre à profit.

Fort de l'assentiment des hommes spéciaux, M. J. Exbrayat vint ensuite présenter au Conseil administratif de l'Antiquaille, les études commandées ; elles ne composaient pas le vaste plan tel qu'il est donné aujourd'hui. Une portion seulement en avait été distraite ; et les circonstances n'ayant pas permis, dans le temps, l'exécution de ce projet, il a dû rester dans l'oubli jusqu'à cette heure.

Mais, actuellement, la nécessité de sortir du provisoire, de transférer ailleurs les aliénés, est proclamée. M. le préfet Jayr, aujourd'hui ministre des travaux publics, a, l'année dernière, appelé l'attention du Conseil général sur cette mesure urgente : le Conseil, dès lors, a donné à M. Jayr, mission de chercher un local approprié, et de préparer la création d'un asile départemental convenable.

Pour répondre au désir de l'autorité, déjà M. le docteur Bottex, qui, à l'Antiquaille, dirige avec distinction le service des aliénés, a publié un programme, désigné même un emplacement pour la construction d'un autre hospice.

Cette question importante va nécessairement être reprise à la prochaine session de 1847, à l'assemblée du mois d'août ; nous devons espérer ainsi qu'elle sera, avant peu, résolue d'une manière définitive, si, comme on ne saurait en douter, la grandeur de l'œuvre, son utilité sont reconnues par le Conseil. Si les offres de l'administration actuelle des hôpitaux sont acceptées, les difficultés financières se trouveront aplanies, et notre pays comptera bientôt une nouvelle et urgente institution de bienfaisance.

Les motifs qui engagent M. J. Exbrayat à mettre au jour le plan qu'il avait élaboré avec tant de soins, et qui a reçu déjà des approbations flatteuses et honorables, sont tirés de la situation présente, se rattachent à la détermination qui va être prise par le pouvoir.

Le médecin qui écrit ces quelques lignes, désigné, avant la loi de 1838, pour le service des aliénés à l'Antiquaille, avait dû, pour cette cause, faire lui-même une étude spéciale des conditions les plus favorables au traitement de ces malades : la simplicité, l'harmonie, les dispositions principales du projet, heureuses à son avis, l'avaient frappé dès le principe; il croit, en conséquence, faire aujourd'hui une œuvre d'intérêt public, accomplir un devoir, en soumettant au jugement des autorités compétentes un devis qui lui paraît supérieur à tous ceux publiés ou exécutés jusqu'à ce jour.

Quelques notes explicatives, quelques observations succinctes sur les motifs qui ont déterminé l'adoption de ce plan, dans son ensemble comme dans ses détails, permettront peut-être d'apprécier plus exactement sa valeur : nous ne craignons pas d'appeler sur lui l'examen et la critique, le désir d'être utile étant le seul mobile de cette publication.

« *Un hôpital d'aliénés*, a dit le professeur Esquirol, *est un instrument de guérison* : » destiné à contenir le malade sans l'offenser, à dissimuler l'action exercée sur lui, à l'isoler du monde extérieur en le plaçant dans un milieu nouveau capable d'amener l'oubli des circonstances qui ont ébranlé ou troublé la raison, il exige par ces motifs, des conditions particulières. A ces divers titres, on le sait, l'Antiquaille laisse beaucoup à désirer. Après les Mémoires de nos maîtres et amis MM. les docteurs Pasquier et Bottex, après la lecture des comptes-rendus administratifs, il serait oiseux de revenir sur ce point établi pour tous ; l'autorité, comme il a été dit, se voit dans la nécessité de s'occuper incessamment de la création d'un autre asile départemental consacré à la folie.

Les conditions extérieures, essentielles, sont déterminées, signalées dans tous les traités spéciaux : un hospice de cette nature doit être établi hors de la ville, sans en être cependant trop éloigné; ses abords doivent être faciles, son exposition heureuse; son site, agréable, salubre, un peu élevé, se trouvera à l'abri de tout voisinage importun.

Parmi les belles campagnes qui entourent notre ville, plusieurs possèdent les avantages que nous venons d'indiquer : Oullins, St-Genis, Chaponost, Ecully, Limonest, la Pape, etc., s'offrent au choix de l'administration; ces localités, abondamment pourvues d'eau, permettraient, en outre, de trouver sur place même, une partie des matériaux nécessaires aux bâtiments. Ce serait là une diminution notable dans les frais de construction. Cette considération économique peut et doit être d'un grand poids dans une semblable entreprise aux yeux de l'administration.

Dans le travail demandé à M. le docteur Bottex par M. le préfet du Rhône, ce médecin habile a proposé, pour l'asile projeté, la terre de *Monchat*, appartenant à M. Richard-Vitton. Cette propriété, à 4 kilomètres de Lyon, à l'extrémité du faubourg de la Guillotière, aux confins du département de l'Isère, sur le côté droit de la route de Crémieu, réunit la plupart des conditions exigées pour une pareille destination. Notre savant confrère, dans son intéressant Mémoire, les a fait valoir comme elles le méritent. Les seuls reproches que nous adresserions ici à cette exposition, sont de regarder trop directement le couchant et le nord, de donner aux malades le spectacle trop rapproché de la ville : à peu de distance se trouvent les fortifications, dont la proximité, dans certains moments, pourrait devenir dangereuse. Enfin, un dernier fait, susceptible de se modifier à la vérité, mais dont il faut parler nonobstant, est le mode d'engrais employé pour toutes les terres environnantes : à certaines époques, il répand au loin une odeur désagréable.

Ces inconvénients, compensés par des avantages réels, sont loin d'être à nos yeux des obstacles absolus, et si le marché conditionnel que nous croyons avoir été passé avec le propriétaire, est ratifié par l'autorité supérieure, le plan que nous allons décrire pourrait s'y développer heureusement en tout ou en partie.

On est loin de s'entendre sur le meilleur mode de construction d'un hospice d'aliénés, a dit avec vérité le docteur Bottex, dans son travail. Le grand nombre de projets qui ont été conçus ou exécutés, a trouvé, comme de raison, des partisans et des détracteurs : c'est que tous ont certaines dispositions favorables qui viennent, sous quelques rapports, compenser leurs défauts. Ce qui existe à Angers, à Rouen, à Paris, à Auxerre, Avignon, Montpellier, pourrait nous servir de preuve. L'examen, l'étude approfondie des systèmes de MM. Desportes, Esquirol, Ferrus, Scipion Pinel, Lowenhayn, Pasquier de Lyon, Bottex, W.-C. Ellis, nous ont fait rechercher et adopter un moyen terme. Empruntant aux uns et aux autres les combinaisons qui nous ont paru les plus propres au bien-être, à la sûreté des malades, puis à la facilité, à la promptitude du service, c'est vers ce double but qu'ont dû tendre tous nos efforts.

Un asile d'aliénés n'est point sans doute un monument qui comporte le luxe, la magnificence de l'art architectural; mais il ne doit pas non plus, pour un département comme le nôtre, être entièrement dépourvu, dans quelques-unes de ses parties du moins, de ce grandiose, de cette élégance qui, sans exclure l'économie, plaît par le bon goût autant que par la simplicité; il importe d'éloigner de l'esprit des malades toute idée de maison de force, de lieu de correction.

La seule vue d'un plan doit en permettre l'appréciation plus prompte, plus exacte qu'une description longue

et minutieuse; nous ne pouvons pas nous dispenser cependant d'entrer dans quelques détails explicatifs, et
d'indiquer les motifs qui nous ont décidé à rechercher
une disposition plutôt qu'une autre.

Dans notre projet, les services *spéciaux* des malades
ont été placés latéralement, établis d'une façon symétrique
de chaque côté des bâtiments destinés aux services généraux. La séparation, ainsi, devient complète entre le quar-
tier des hommes et celui des femmes; la surveillance est
facile, la commodité évidente.

Notre devis, qui peut très-bien ne pas être, dès le
début, exécuté dans son ensemble, admet de six à sept
cents malades, servis par quatre-vingt-dix à cent vingt
employés environ.

Sept cents malades, ce sont là *les dernières limites*,
suivant quelques médecins bien experts, auxquelles
il soit convenable d'arriver pour un hospice d'aliénés.
Sans doute dans notre pays, dans les circonstances ac-
tuelles, ce chiffre ne serait pas atteint; mais un asile
établi sur ces bases, dans ces proportions, permettrait
l'admission des pensionnaires étrangers, répondrait à
l'esprit de la loi de 1838, qui exige que les aliénés soient,
autant que possible, sous la surveillance directe, con-
stante du pouvoir administratif. Cette mesure ferait cesser
beaucoup d'abus que nous n'avons pas ici mission d'énu-
mérer, mais que l'autorité connaît aussi bien que nous.

Pour réaliser dans son entier notre programme, 20 hec-
tares de terre *au moins* sont nécessaires; on aurait
avec cette surface, d'après nos calculs, 230,000 mètres
en jardins, cultures de toute espèce: mais il faut dis-
traire de ce chiffre la portion qui serait occupée par les
bâtiments et les cours; elle formerait déjà près du cinquième, soit 46,000 mètres.

Nous avons adopté de préférence, pour l'hospice proprement dit, les constructions sans étages supérieurs : toute la portion qui est consacrée aux malades ne possède qu'un rez-de-chaussée; tous les dortoirs, toutes les infirmeries, se trouvent de plein pied : c'est, de l'avis du professeur Esquirol, la disposition la plus convenable, celle qui a prévalu dans le nouvel hospice de Charenton. Le docteur Ferrus, lorsque le projet de M. Exbrayat lui a été soumis, il y a plusieurs années déjà, approuva pleinement ce système, ou du moins l'application qui en était faite dans ce cas. Avant d'entrer dans les détails explicatifs du plan que nous présentons, il est une dernière observation générale qui doit se produire ici.

Ce projet diffère de tous ceux que nous connaissons, par l'existence d'une immense galerie centrale couverte (elle a près de 5oo mètres d'étendue sur plus de 5 mètres de largeur), qui se développe dans le sens de la longueur de l'hospice, d'une extrémité à l'autre ; qui traverse tous les services, permet de voir dans toute la maison, rend immédiates toutes les communications, en même temps qu'elle sépare les diverses catégories, puisque c'est à cette galerie centrale que viennent aboutir toutes les divisions établies. Elle rend aussi très-prompte l'inspection, qui, dans les autres hôpitaux sur une seule ligne, et sans étages supérieurs, est toujours lente et dispendieuse, nécessitant un plus grand nombre d'employés, après avoir exigé des dépenses de construction plus considérables. Un autre système général de galeries couververtes moins spacieuses, existe dans toute la maison, offre des avantages qu'il est facile d'estimer dès à présent.

Si nous nous adressions seulement à des médecins, nous soutiendrions notre projet par le simple exposé des considérations pathologiques, des principes physiologiques qui nous ont guidé : mais ce n'est point un travail médical sur la folie que nous avons à faire, c'est un programme nouveau d'établissement d'aliénés que nous soumettons aux hommes que cette importante question préoccupe.

§ II.

Plan. — Description raisonnée de l'Hospice.

La forme, l'ensemble de l'hospice, se révèlent, de prime abord, par l'inspection du *plan lithographié* qui accompagne ce Mémoire : il importe de l'avoir sous les yeux, de le consulter, pour suivre plus aisément la description suivante.

Un premier mur forme l'enceinte générale ; il donne entrée en face, au centre même de l'établissement élevé dans la direction, et suivant l'exposition recommandée par tous les traités de phrénopathie.

Deux petits pavillons isolés destinés au concierge, aux commissionnaires, aux employés qui l'assistent, s'élèvent de chaque côté de la porte d'entrée principale ; on arrive ensuite par une cour, d'une surface de 29 mètres carrés, complantée d'arbres, à d'autres bâtiments parallèles servant de parloir, de vestiaires, de salles d'attente, etc., qui s'ouvrent sur une autre grande cour d'entrée, *la cour de l'administration ;* elle a 78 mètres sur 33.

Des galeries couvertes l'environnent de tous côtés, et permettent la circulation à l'abri de toutes les intempéries des saisons : ces galeries, qui, ainsi qu'il a été dit ci-dessus, se distribuent dans l'intérieur de l'hospice, deviennent des promenoirs dans les cours des malades ; elles ont partout plus de 3 mètres de largeur. A Charenton, les promenoirs sont moins grands, $2^m,60$. A droite et à gauche de la cour d'administration, commence l'hospice proprement dit.

Parfois, les renseignements fournis aux médecins, au directeur, sont très-incomplets à la réception des malades; il peut donc être très-avantageux pour l'ordre, pour la sûreté, avant de les répartir dans les différentes divisions, d'étudier leur état, de les observer d'une manière spéciale : pour atteindre ce but, deux pièces ont été préparées; destinées à servir de dortoirs pour les entrants, elles permettront une classification plus sûre, une plus rapide appréciation de la nature du mal. Ces dortoirs sont situés dans le voisinage des médecins, du directeur, d'un chirurgien interne chef, ou d'un élève. Cette création de dortoirs des entrants a paru excellente à M. le docteur Ferrus, sur l'autorité duquel nous sommes heureux de nous appuyer souvent.

Inutile de dire qu'un ou plusieurs gardiens, eu égard à la nécessité, viendraient momentanément suivre ces nouveaux malades durant leur séjour passager dans cet endroit. Les médecins, logés dans les appartements limitrophes, seront à portée de recevoir les visites de l'extérieur, sans que les étrangers aient à pénétrer dans l'intérieur même de la maison; tous les officiers seront logés en dehors de l'habitation des malades, et cependant très à portée de ces malheureux confiés à leur savoir, à leur vigilance; sur la portion longitudinale, résideraient le directeur, l'économe; leurs bureaux seraient adjacents. Les salles du conseil d'administration, des cérémonies, etc., se trouveraient encore en ce point, sur la même ligne, en regard de l'entrée.

Nous ne notons ici que les divisions principales, comme pour un plan académique; les subdivisions s'indiqueraient d'elles-mêmes, et seraient faciles à établir.

Au centre de cette première et vaste cour, entre ces

bâtiments de service administratif, s'élèverait la façade
principale de l'église : son entrée serait précédée d'un
grand vestibule, d'un péristyle avançant légèrement dans
la cour; cette construction serait la seule susceptible de
comporter des ornements architecturaux. Elle s'étendrait
en profondeur jusqu'à la grande galerie moyenne, contre
laquelle le chevet de l'église serait appuyé. Des bâtiments,
hauts de deux étages, s'élèveraient de l'autre côté de la
même galerie; ils iraient se terminer en arrière, à égale
distance et d'une façon symétrique. Dans le sens entéro-
postérieur, les constructions auraient au moins 100 mètres, soit 5o mètres de chaque côté de la galerie centrale.
L'église offrirait ainsi longitudinalement une grandeur de
5o mètres sur une largeur de 15 environ.

Les rez-de-chaussée de cette partie postérieure de l'é-
difice seraient réservés aux services généraux : c'est là
qu'on établirait le réfectoire de la communauté, les cui-
sines, offices, lavoirs, toutes les dépendances, etc.

Quatre cours égales entre elles, de 35 mètres carrés,
que nous appellerons *cours des services*, seraient séparées, d'une part, par l'église et par les bâtiments à la
suite, allant dans le sens de la profondeur, et par d'autres
constructions venant les couper par le milieu, à angle
droit, établies ainsi dans la direction opposée, accompa-
gnant la grande galerie et formant, avec les bâtiments
entéro-postérieurs, une croix parfaite; ces derniers corps
latéraux recevraient également deux étages comme en
arrière : partout ailleurs, les habitations seraient de plein
pied; ces quatre cours, ainsi que les constructions qui
servent à les former, seraient interdites aux malades
dans les conditions ordinaires.

Le rez-de-chaussée, dont les abords sont faciles de
toutes parts, servirait de magasins, de dépôt, pour la pa-
neterie, les comestibles, l'épicerie, la lingerie, la phar-
macie, les laboratoires, etc., etc.

Les deux cours antérieures sont bornées en avant par les constructions latérales attenantes à l'église : elles sont séparées par elles de la *cour de l'Administration;* les deux préaux, situés en arrière, sont limités dans ce sens par des bâtiments sans étages supérieurs, qui semblent terminer le plan à droite et à gauche : ils sont destinés aux salles de bains et aux cabinets annexés. Mais, pour compléter le service, plus loin et en arrière encore, existe une vaste cour cintrée, environnée par des constructions demi-circulaires qui achèvent la ligne des bâtiments d'avant en arrière. Cette disposition termine heureusement le projet : elle place au dehors tous les ateliers, les métiers bruyants ou dangereux, tous les magasins qui contiennent les provisions, les marchandises encombrantes. C'est là que nous avons relégué la forge, le cellier, la menuiserie, etc., les écuries, les dépôts de bois, de charbon, etc. C'est là que fonctionnent les appareils, la machine à vapeur, qui doivent distribuer la chaleur en hiver, l'eau en tout temps, pour tous les besoins domestiques. La prudence, aussi bien que la nécessité d'éloigner le fracas, ont inspiré ce système particulier d'arrangement. En cas de sinistre, il est aisé à l'instant même de faire la part du feu.

C'est dans cet endroit isolé, loin des regards et des habitations, que nous avons jugé convenable encore de reléguer les salles de dissection, l'amphithéâtre, le dépôt des morts.

On trouvera ainsi, dans notre combinaison, tout ce qui convient aux besoins intérieurs d'un hospice isolé qui doit renfermer en lui des ressources nombreuses pour la régularité, l'ordre de l'administration, et en cas d'accident, pour la promptitude des premiers secours.

La rotonde peut s'ouvrir en dehors sur le jardin, sur les champs cultivés, formant le clos de l'hospice; le mur d'enceinte générale étant reporté beaucoup plus loin.

Revenant aux *cours* dites *des services*, on se rappelle qu'elles seules sont partagées d'une manière égale par des bâtiments à étages superposés, différents sous ce rapport de toutes les autres constructions de l'hospice. On sait la destination des rez-de-chaussée, disons de suite celle que le premier et le second doivent nécessairement avoir. On y établira les dortoirs pour la communauté, pour les employés, les domestiques, etc. Des infirmeries, des chambres particulières, des logements pour les aumôniers, le pharmacien, les chirurgiens-élèves, etc., etc. Là encore on pourra trouver des dortoirs, des salles de bibliothèque, de repos, de billard, ou de travail pour les malades tranquilles ou convalescents, qu'il est avantageux déjà d'abandonner en partie à eux-mêmes, ou de séparer des autres aliénés ; ils sembleront ainsi dépourvus de surveillance apparente ; ils jouiront de certains priviléges qui permettront de mieux juger de leur état : leurs penchants naturels se développeront en dehors de la discipline des autres malades, à laquelle ils seront soustraits.

Telle est la première partie du plan que nous proposons : il eût été facile de pousser plus loin les considérations destinées à la faire valoir, mais il eût fallu alors descendre aux détails ; et ce n'est ici qu'un projet d'ensemble que nous traçons.

Arrivons sans plus tarder à l'étude de la portion de l'hospice exclusivement consacrée aux aliénés : elle se développe, comme il a été dit, parallèlement à droite et à gauche de la grande galerie longitudinale ; elle forme deux ailes symétriques qui servent de prolongement au monument intermédiaire. Ainsi, avoir passé en revue un seul côté, ce sera les avoir décrit tous les deux.

La folie présente des caractères, des formes, des de-

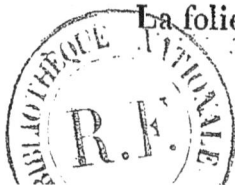

*

grés variables qui, tous, nécessitent des indications spéciales. Il est de première nécessité pour le bien-être des
malades, pour leur traitement, pour l'ordre et la sûreté
de la maison, de créer des catégories, de ne pas confondre
des malheureux qui, quoique aliénés les uns et les autres,
sont loin d'offrir les mêmes symptômes. C'est principale-
ment l'impossibilité d'y établir les divisions nécessaires,
qui force aujourd'hui de renoncer à l'Antiquaille, et de
fonder un autre asile.

De même qu'on n'a pas encore réussi (malgré les travaux persévérants des phrénologistes) à classer exactement les fonctions cérébrales par la détermination de
celles qu'exécute individuellement chaque partie de l'or-
gane, de même les pathologistes ne sont pas encore par-
venus à s'entendre sur la classification des maladies intel-
lectuelles, sur le nombre de divisions indispensables pour
un hospice. Ainsi, tandis que M. Desportes réclame douze
sections pour chaque sexe, M. le docteur Bottex n'en
admet que huit, d'autres n'en demandent que six, que
quatre même dans quelques circonstances. Nous n'avons
point à répéter ce qu'ont exprimé à ce sujet, dans leurs
écrits, les docteurs Pinel, Esquirol, Falret, Ferrus, Pasquier de Lyon, Foville, non plus qu'à discuter leurs
opinions individuelles; ces recherches seraient pour nous
sans intérêt, sans application dans l'espèce.

Repoussant également, pour des motifs opposés, les
catégories trop multipliées, qui forcent d'augmenter le
personnel outre mesure, sans un avantage bien marqué
pour les malades, et les divisions trop peu nombreuses,
qui obligent de réunir des individus que les caractères de
leurs affections doivent éloigner les uns des autres, nous
avons établi, à l'exemple de Brière de Boimont, neuf divisions principales, susceptibles, il est vrai, de se scin-
der encore suivant les circonstances ou les besoins, sans

rien changer aux bases du projet et aux conditions éco-
nomiques du service. Une de ces divisions n'appartient pas
à l'aliénation mentale, mais à ses complications diverses.

La folie, avons-nous dit, est une affection complexe
dans ses conséquences comme dans ses causes. Les hôpitaux qui lui sont consacrés reçoivent, 1° les malades dont
la sûreté publique exige la séquestration, 2° les pauvres
incurables, 3° les malheureux dont l'état aigu et passager
nécessite une médication énergique, spéciale.

Ce sont là les éléments premiers d'une classification,
qu'il n'est permis, dans aucun cas, à un administrateur
ou à un médecin de perdre de vue.

Pour satisfaire à toutes les exigences, il convient que
les hommes auxquels est confiée la garde de ces malades
aient fait une étude approfondie de cette matière : la
loi de 1838, son mode d'exécution dans notre département, nous inspirent une pleine sécurité : les vues de
l'administration, l'espoir des familles sont ou doivent être
pleinement satisfaits par les mesures adoptées aussi bien
que par les hommes dévoués et habiles auxquels est dé-
volu ce service. Lorsque l'hospice de l'Antiquaille, qui
semble n'être aujourd'hui que provisoire, aura été rem-
placé par un autre refuge élevé dans de meilleures conditions, notre ville, notre pays, n'auront plus rien à envier,
sous ce rapport, aux localités les plus privilégiées.

Depuis Pinel, Fodéré, Daquin, etc., jusqu'à nos jours,
des systèmes, des essais bien différents ont été tentés :
ils sont loin d'avoir été identiques pour les résultats ;
tous ne sont donc pas propres à être donnés indistincte-
ment comme modèles ; nous devons profiter des leçons
de l'expérience en opérant les changements que réclame
la situation actuelle. « Les incurables, dit Spurzheim,
sont à la charge des familles ou de la société ; il est plus
raisonnable de prendre toutes les mesures susceptibles

de guérir les insensés, que d'en avoir soin durant le reste de leurs jours. » Les premiers frais surtout sont énormes; une fois l'établissement fondé d'après les règles voulues, suivant de bonnes dispositions architectoniques, pourvu de ce qui lui est nécessaire pour un traitement *physique et moral*, les dépenses annuelles sont et seront moins considérables : on retrouvera d'utiles compensations dans les économies journalières.

Nous répèterons ici avec un praticien de mérite : « Il n'existe pas de spécifique contre l'aliénation mentale en général ; il n'en existe pas davantage pour les diverses espèces : tout le traitement médical doit se réduire en quelque sorte à combattre les complications qui peuvent aggraver la maladie ou entraver sa marche. On doit donc s'attacher en première ligne à favoriser son cours naturel par les moyens hygiéniques convenablement employés; une bonne classification des aliénés dans un hospice qui peut se prêter à une méthodique distribution des malades, devient, sinon la seule, du moins une des plus précieuses ressources du médecin.

Les aliénés, aujourd'hui, ne sauraient plus être traités comme des coupables : une loi particulière les protége; tous les efforts des médecins et des philanthropes tendent à alléger leurs souffrances, à améliorer leur sort et à rétablir leur santé. Cherchant à remplir le programme de la manière la plus heureuse, voici les catégories principales que nous proposerions de créer pour remplir le cadre que nos constructions fournissent :

PREMIÈRE DIVISION. — Convalescents, maniaques, monomaniaques intermittents, dans les moments lucides, dans l'état de calme.

DEUXIÈME DIVISION. — Maniaques, monomaniaques tranquilles, mélancoliques, hallucinés, bons et faciles à conduire, etc. Aliénés paisibles en traitement, étant considérés comme susceptibles de guérison.

TROISIÈME DIVISION. — Maniaques, monomaniaques, hypocondriaques tranquilles ainsi que les précédents, mais regardés comme incurables; ils ne réclament plus en conséquence une médication aussi suivie, une surveillance aussi impérieuse; il y a le plus ordinairement dans ces cas apyrexie complète..

QUATRIÈME DIVISION. — Les idiots, les imbécilles, les déments, malades paisibles : ces malheureux sont presque insensibles aux agents extérieurs; il y a absence ou abolition plus ou moins marquée de la pensée. Cette section est susceptible d'une subdivision pour les enfants et les jeunes sujets.

CINQUIÈME DIVISION. — Incurables agités, lypémaniaques furieux, épileptiques, etc. : il y a une excitation extrême, quelquefois menaçante, dangereuse, qu'il importe de maintenir; il n'existe momentanément chez ces malades qu'une très-faible conservation de la connaissance.

SIXIÈME DIVISION. — Maniaques dans l'état aigu....., avec une véritable frénésie, fièvre cérébrale, délire excessif, agitation extrême, désordre profond, incohérence générale des idées : ces malheureux exigent un traitement énergique.

SEPTIÈME DIVISION. — Les aliénés dits *dangereux* : cette dernière catégorie, toujours peu nombreuse heureusement, a été établie par M. le docteur Bottex : elle est réservée aux individus à penchants vicieux ou pervers qui sont condamnés, par les tribunaux ou cours d'assises, à être détenus, non dans une prison, mais dans une maison de santé; leur surveillance doit être active et de tous les instants.

HUITIÈME DIVISION. — Gâteux, malades malpropres, hideux, impotents, affectés d'altération organique du cerveau, de ramollissement, de paralysie incomplète ou générale, dont l'action cérébrale est détruite pour toujours ou du moins presque nulle.

NEUVIÈME ET DERNIÈRE DIVISION. — Infirmerie pour les maladies accidentelles autres que l'aliénation mentale. Subdivision particulière pour les faits rares, exceptionnels, les maladies contagieuses, etc.

Pour la réalisation de notre programme, pour l'organisation du service telle que nous venons de la présenter, notre projet offre neuf divisions principales, toutes sont séparées par des préaux, comme on a pu le voir, ou comme on le reconnaîtra plus tard; les bâtiments qui les composent se déploient à droite et à gauche de notre grande galerie centrale, large de 5 mètres dans toute la longueur, ou bien la terminent à ses extrémités.

Pour la répartition des malades et des besoins du service, nous avons attribué trois corps-de-logis principaux à chaque cour. Les divers préaux sont établis parallèlement, quatre de chaque côté de la ligne moyenne. Ils ne sont point tous symétriques et d'égale grandeur; deux seulement en regard, à droite et à gauche, sont établis sur le même modèle. Les cours attenantes aux constructions moyennes sont quadrilatères, d'une superficie de 33 mètres sur 28; elles sont sur trois faces limitées par des corps de bâtiment distincts, à simple rez-de-chaussée; ils ont seulement 6 mètres de hauteur; il reste, soit pour greniers, soit pour telle autre destination qu'on jugera convenable, un espace marqué entre le plafond et la toiture. Cet intervalle laissé entre deux permet à l'air de circuler librement, et prévient l'absorption, la concentration de la chaleur durant l'été. Les bâtiments qui entourent les cours, destinés à contenir les malades, à leur servir de dortoirs, de réfectoires, etc., ont les uns une étendue de 22 mètres sur 7 mètres 50 au moins, les autres de 13 mètres sur 7 mètres 50.

Trois de ces édifices, séparés entre eux par des couloirs
intermédiaires de 2 mètres 5o, sont attribués à chaque
cour. La cour adjacente ne possède pas les mêmes di-
mensions que la première ; plus étroite, elle est en com-
pensation beaucoup plus longue : elle a 20 mètres sur
48 de profondeur, se prolongeant ainsi jusqu'à la cour
en face : la galerie centrale, dans laquelle elle fait parve-
nir directement l'air et la lumière, est ici la seule ligne
de séparation. Cette seconde cour ne présente des bâtiments que dans le sens transversal ; privée de galeries dans son pourtour, elle est pourvue d'avant-toits qui
les remplacent en quelque façon. Deux ou trois corps de
bâtiment communiquent ou peuvent communiquer avec
ce second préau, suivant la nature des malades auxquels il
appartiendra, suivant les divisions opérées dans le service.
La troisième cour est semblable en tout point à la première, par sa disposition et ses dépendances ; enfin, la
quatrième, toujours en s'éloignant du centre pour se
rapprocher des extrémités, est parallèle, identique à la
seconde. Avec elle finit la galerie centrale, mais non pas
l'hospice.

De chaque côté, en dehors du système que nous venons de décrire, l'artiste a placé d'autres constructions,
disposées en forme de demi-cercle entre deux cours cin-
trées. Au milieu de la première, qui est la moins spa-
cieuse, vient aboutir la grande galerie centrale ; cette cour
n'est pas destinée aux malades, mais elle doit isoler entièrement un rang de loges réservées spécialement aux
aliénés furieux, qui ne sauraient être classés dans les
dortoirs des divisions précédentes.

Deux corps-de-logis servant à séparer, d'une part, la
dernière cour allongée, et de l'autre, la cour cintrée *des
furieux*, sont adossés au rang des loges, mais seulement
par les points extrêmes.

Cette belle cour circulaire dessert toutes les loges; elle comprend 15 mètres de large sur un pourtour de 90, et forme, dans ce point, la limite de l'hospice dont nous venons de donner le projet.

Dans l'énumération qui a été faite, nous nous sommes gardé, pour éviter des répétitions fréquentes, de décrire toutes les parties semblables; il ne nous reste plus actuellement qu'à faire connaître l'ordre que nous choisirions en distribuant les malades dans ces différents services. Déjà nous avons émis les bases générales de cette classification; nous descendons atuellement à l'application directe : les conditions spéciales sont réservées; les modifications suggérées par l'expérience, la volonté du médecin habituel, pourraient s'opérer sans détruire le plan primitif.

Nous marquons par des chiffres les diverses sections proposées :

La *cour* n° 1 appartiendra à la première division établie par nous; nous la consacrons aux convalescents, aux maniaques intermittents dans leurs instants lucides; ils se trouveront réunis à l'abri du bruit et de la vue des autres malades susceptibles de les impressionner d'une manière fâcheuse; ils jouiront de la faveur de parcourir les parties réservées de l'hospice, les promenades, le clos, etc.; ils seront en quelque sorte libres dans la maison jusqu'à ce que le médecin ait jugé de l'opportunité de les renvoyer, de les rendre à la société, à leurs travaux dans le monde.

A l'instar des autres cours, celle-ci possédera trois corps-de-logis *principaux* destinés aux malades. Le premier sera de 22 mètres de long sur 7,50 de large, et les deux autres seulement de 13 mètres sur 7,50 également. Des chambres pour les surveillants, pour les besoins, pour la commodité du service, etc., seront adjacentes, etc., ont été réservées dans le plan.

Toutes les précautions que l'hygiène, la sûreté, l'agrément des malades prescrivent, deviennent faciles avec notre mode de distribution. Nous ne croyons pas nécessaire de nous étendre sur les motifs, sur les avantages qui nous ont fait préférer les constructions simplement à rez-de-chaussée, sans étages supérieurs ; ils sont énumérés avec détail dans le remarquable ouvrage du docteur Esquirol : les chutes, les accidents dans les escaliers ne sont plus à redouter, et la négligence des servants est moins souvent en défaut...

Les cours seraient complantées d'arbres ; les galeries, susceptibles d'être fermées en hiver et chauffées, serviraient de promenoirs. Le système des loges, généralement abandonné, n'existe plus ici ; seulement, pour les besoins imprévus, pour les cas exceptionnels dans cette division et dans les divisions semblables, deux ou trois loges seraient élevées isolément, loin des dortoirs et du réfectoire ; elles pourraient être changées en petites chambres particulières.

Les latrines seraient disposées également à l'extrémité de la cour, sur le même rang que les loges : entièrement séparées, elles permettraient la libre circulation de l'air ; la surveillance et le nettoiement en seraient faciles.

Réservant en entier un des bâtiments pour réfectoire, salle de travail ou de récréation, les deux autres feraient les dortoirs. Les lits formeraient deux rangées parallèles, et recevraient ainsi au moins trente-cinq malades, en accordant un espace de 2 mètres pour chaque lit, intervalle jugé très-suffisant par la plupart des médecins.

L'infirmerie des aliénés convalescents atteints de maladies autres que la folie, pourrait être, comme nous l'avons dit déjà, placée au premier étage des bâtiments du service général ; là, ces malades recevraient sans inconvénients les visites du dehors autorisées, et les secours réclamés par leur état; ils se trouveraient placés dans le voisinage des chirurgiens, et sur les limites permises aux étrangers.

La *cour* n° 2, placée en face de la précédente, offre les mêmes dispositions : elle sera occupée par les maniaques, monomaniaques ; elle recevrait les sujets de la deuxième division ci-dessus, aliénés tranquilles en traitement, etc.

La *cour* n° 3 serait affectée aux maniaques, lypémaniaques tranquilles, mais incurables, ou considérés comme tels. Cette cour allongée s'étend jusqu'à la galerie centrale : en face, une claire-voie, une barrière grillée permettrait la surveillance ; la même disposition, du reste, pourra exister dans toutes les sections, de manière à favoriser l'inspection opérée de dehors même, lorsque les employés viendront à traverser la galerie centrale.

Les idiots, les déments, les imbécilles, les épileptiques paisibles, etc., seront réunis dans la *cour* n° 4 : une subdivision pourra être créée en faveur des jeunes sujets. Il importe, en effet, de séparer ces malheureux des maniaques agités, bruyants, dont les écarts, la violence, les passions, etc., peuvent exercer une impression fâcheuse sur des organisations imparfaites ou affaiblies.

La *section* n° 5 contiendra les maladies récentes ou aiguës : les maniaques atteints de délire, d'agitation fébrile, soumis à un traitement énergique, et qui nécessitent des soins actifs tout spéciaux.

Dans une pareille réunion, malgré toutes les précautions prises, malgré la vigilance des gardiens, on comprend sans peine que de nombreuses affections autres que l'aliénation mentale doivent se produire à chaque instant. Des infirmeries sont donc indispensables pour recevoir les individus blessés ou frappés d'altérations organiques, de lésions de la poitrine ou du ventre, etc.

Nous plaçons ces infirmeries, autant que possible, au centre même du service; nous leur consacrons la sixième section de notre projet.

Les lits pourront et devront être plus espacés que dans les conditions ordinaires, que dans les autres dortoirs.

La septième catégorie comprendra les sujets dont la maladie se rapproche beaucoup de celle de la section n° 5 par la nature, ou du moins par les caractères généraux, mais dont la persistance indique l'incurabilité. Il s'agit, dans ces cas, non de faire de la médecine, mais bien plutôt de contenir, de protéger des malheureux.

Enfin, on séquestrera dans la *huitième division* les malades dits *gâteux*, arrivés au dernier degré d'abrutissement, qui croupissent dans la malpropreté, sont infirmes et paralysés à la suite d'attaques d'épilepsie, ou de ramollissement du cerveau. Comme la vaste *cour n° 8* est inutile aux *gâteux*, elle peut être partagée, et abandonnée en très-grande partie aux malades *dangereux*, condamnés comme homicides, incendiaires, voleurs, etc., auxquels le médecin ne croira pas pouvoir accorder le séjour dans les catégories précédentes.

Pour les aliénés furieux, menaçants, qu'il faut maîtriser, maintenir de force, qui exigent un isolement absolu, des loges ont été bâties en dehors des divisions précédentes : les cellules sont au nombre de seize. Suivant Esquirol, Ferrus, Guislain, etc., *le quinzième, au plus*, des malades d'un asile d'aliénés, exige l'habitation dans des cellules particulières; les autres sont mieux dans les dortoirs communs. Nous sommes, en conséquence, ici rigoureusement dans les chiffres réputés convenables, eu égard au nombre des malades que contiendrait notre hospice.

Nous bornerons là ce que nous avions à dire d'une manière générale sur la répartition des aliénés dans les diverses catégories. Nous reconnaissons qu'elle est susceptible d'être attaquée par plus d'un endroit; mais elle partage ce défaut avec toutes les classifications faites jusqu'à ce jour. Pouvait-il en être autrement, tant que la localisation rigoureuse, physiologique des facultés ne sera point établie? Le problème pathologique ne sera soluble que lorsque le premier, auquel il se lie, aura lui-même été résolu. La nécessité aussi bien que la difficulté de créer des catégories, légitiment l'arbitraire qui préside à leur formation.

Peut-être les subdivisions ne devraient pas être les mêmes pour les hommes et pour les femmes, cependant nous ne voulons point descendre aux particularités de chacune de ces deux catégories. Nous ferons observer, toutefois, que les hommes qui s'occupent aux travaux extérieurs, au jardinage, à l'agriculture, qui exercent avantageusement au dehors leurs forces physiques, n'ont presque pas besoin de lieu de travail ou de récréation; ils trouveront dans la maison, dans le clos même, un aliment à leur *activité*, des distractions incessantes à leur état maladif. Les femmes, au contraire, sédentaires par habitude, par goût, adonnées à la couture, à la broderie, aux soins domestiques, devront avoir des salles de travail et de récréation : on devra rencontrer, disons-le en passant, plus de recherche, plus d'élégance même, sinon plus de propreté, dans les habitations qui leur sont réservées. Mais ces faits, se rapportant aux détails d'organisation intérieure, ne doivent pas trouver ici leur place; nous omettons à dessein tout ce qui concerne les autres dispositions intérieures, malgré l'importance qu'elles ont à nos yeux.

Ces études, ces considérations seront suffisantes, nous osons l'espérer, pour faire connaître notre projet dans son ensemble : il devient inutile de rechercher les dispositions principales à donner au clos qui accompagne, qui enceint l'hospice lui-même. Les terrains destinés, soit à la culture, aux travaux agricoles, soit aux plantations d'agrément, aux promenades, salles d'ombrage, seront choisis ultérieurement.

Pour servir de complément à l'hospice départemental, nous croyons qu'il sera nécessaire, dans l'intérêt des aliénés riches, de fonder à quelque distance, à l'extrémité du parc, toujours dans son intérieur, une ou plusieurs maisons particulières pour des pensionnaires, des malades aisés que les familles ne voudront pas voir confondus avec la foule, et désireront cependant soumettre aux soins des médecins habiles de l'hospice. Cette institution pourrait devenir une source de bénéfices pour l'administration, et l'indemniser 'en partie des charges imposées par les indigents : elle offrirait aux parents des garanties que ne donnent pas toujours la spéculation privée.

Nous avons établi les projets de deux pavillons disposés pour un pareil service; huit à dix aliénés au moins, avec leurs domestiques, y trouveraient de confortables logements, y seraient placés dans les conditions les plus heureuses pour leur traitement, ou pour la sécurité des familles.

Enfin, *une ferme-modèle*, permettant de poursuivre les expériences intéressantes tentées dans plusieurs endroits, pourrait être fondée à l'extérieur : les champs seraient cultivés par les malades désignés par le médecin, conduits, dirigés par des gardiens experts et attentifs. Quelques établissements d'aliénés, soit en France, soit à l'étranger, retirent aujourd'hui des avantages réels de semblables exploitations rurales organisées sur ce principe. Ce ne serait pas une charge pour l'hospice qu'une pareille création dans le voisinage d'une grande ville.

Sans doute, un asile départemental constitué sur les

bases qui viennent d'être posées par nous, nécessitera une dépense considérable; mais cette dépense, en partie forcée aujourd'hui, se trouvera pleinement justifiée par l'importance de l'œuvre, par les services qu'elle est appelée à rendre.

Si le pays s'impose un sacrifice, il est de l'intérêt public d'en mesurer de suite toute l'étendue. Il importe à la sagesse, à la réputation d'habileté de nos administrateurs, de jeter, en commençant, les bases d'un monument qui réponde, non-seulement aux besoins présents, mais à toutes les éventualités de l'avenir.

L'économie bien entendue impose une pareille conduite. Des calculs minutieux, que nous avons en conséquence raison de penser exacts, ont donné à M. Exbrayat, comme prix estimatif du devis, la somme de *douze cent mille francs* pour l'hospice proprement dit, et de *cent quatre-vingt mille francs* pour l'église. Les termes de comparaison adoptés comme point de départ de ces calculs, sont les prix des constructions faites en ville même. Nous présentons nos résultats généraux, sans rapporter les opérations de détail. Cette dépense, à laquelle il faut ajouter encore le coût de la propriété, l'achat d'un matériel suffisant, n'est certainement pas exagérée pour un département comme le nôtre. Plusieurs localités, Marseille, Avignon, Rouen, Auxerre, etc., n'ont pas craint de s'imposer des sacrifices *proportionnellement* plus lourds, pour la fondation de leurs établissements publics. Que d'entreprises tentées dont l'urgence est moins évidente !... La ville de Lyon, l'administration des hôpitaux civils, ne seront-elles pas bientôt dans l'obligation de réclamer, pour les autres services de l'Antiquaille, une partie des logements occupés actuellement par les fous ? Déjà cette nécessité existe, et, si l'état des finances avait permis plus tôt de faire droit aux exigences

de la misère publique et de certaines maladies, ce chan-
gement serait accompli.

La dépense, d'autre part, est susceptible d'être nota-
blement diminuée, si, par exemple, on rencontre sur
place (comme le fait est possible, suivant le local choisi)
une partie des matériaux, si on donne à l'église un aspect
plus simple, si, en attendant des temps meilleurs, on
supprime, ou mieux, on suspend les ornements, les dé-
corations qui sont indiqués dans le plan de la façade
aussi bien que dans le corps du monument.

Dans le système général de galeries qui doivent parcourir toute la maison, les arceaux, les colonnes, sont
toutes en pierres de taille, sur le même modèle; or, en
remplaçant dans plusieurs parties (ce qui est très-fa-
cile et sans aucun inconvénient) la pierre par la fonte,
il y aurait une notable économie.

En limitant la dépense, en songeant à l'avenir, il importe aussi de bien fixer le présent. Lors de la construction, sans nuire à l'effet architectural, il serait possible
de supprimer les ailes en retour de la moitié, et peut-
être même de la totalité du plan, en ne conservant que
les bâtiments qui longent la grande galerie. Les autres
corps de logis ne s'élèveraient que lorsque le nombre
des malades viendrait à augmenter.

Les pavillons extérieurs pour les pensionnaires riches,
la ferme, n'ont pas été compris dans l'évaluation qui a
été faite.

Nous sommes arrivé à la fin de notre tâche. Nous
avions à exposer simplement notre programme et notre
plan, pour mettre sous les yeux de l'autorité un projet
accueilli déjà avec faveur par l'ancienne administration
de l'Antiquaille, sanctionné par l'approbation de médecins illustres. Dans la composition, dans la distribution
des services, nous avons profité des travaux de nos pré-

décesseurs; pour la rédaction de ce Mémoire, ou plutôt de ces notes explicatives, nous n'avons pas hésité à puiser, en les citant, dans les écrits des pathologistes et des hommes compétents. L'opinion, l'autorité, l'expérience d'Esquirol, Ferrus, S. Pinel, Pasquier, Bottex, etc., nous ont paru la plus sage recommandation à présenter, de même qu'elles seront pour les administrateurs la plus puissante garantie de bien faire. Si la publicité accordée à ce plan peut fournir des combinaisons meilleures encore, suggérer de nouvelles idées sur cette importante question, nous applaudirons, le premier, au progrès, nous félicitant d'en avoir provoqué la réalisation.

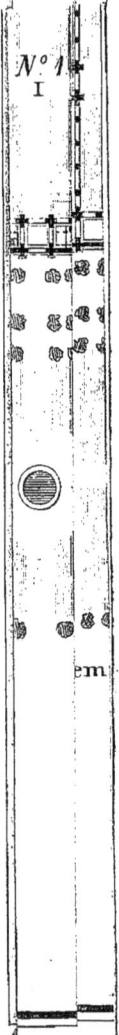

N° 1
I

em

ROJ

Division des hommes aliénés.   Division des femmes aliénées.

www.ingramcontent.com/pod-product-compliance
Lightning Source LLC
Chambersburg PA
CBHW070717210326
41520CB00016B/4371